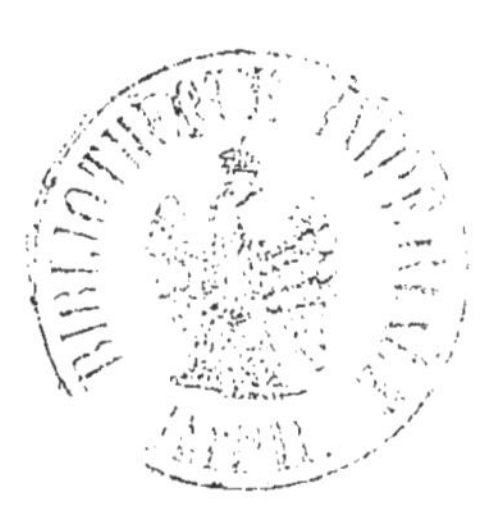

APHORISMES

DE

THÉRAPEUTIQUE

APHORISMES

DE

THÉRAPEUTIQUE

PAR

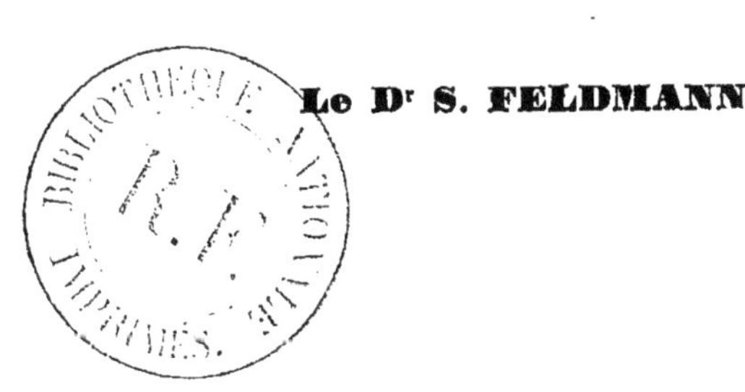

Le Dr S. FELDMANN

PARIS

CHEZ J. B. BAILLIÈRE

LIBRAIRE DE L'ACADÉMIE NATIONALE DE MÉDECINE

RUE HAUTEFEUILLE, 19, A PARIS

1852

7. — Paris, imprimerie Guiraudet et Jouaust, rue Saint Honoré, 338.

A

Monsieur FLOURENS

Secrétaire perpétuel de l'Académie des Sciences, Membre de l'Académie
française

Hommage de Reconnaissance

S. FELDMANN.

APHORISMES DE THÉRAPEUTIQUE.

1

Celui qui ne se sent pas de force à construire des systèmes scientifiques entiers peut au moins essayer de rassembler quelques matériaux de construction. Avant-propos

Que d'autres les utilisent, s'ils les trouvent bons, à des ouvrages d'ensemble.

2

La forme aphoristique se prête assez bien à ce travail fragmentaire. Je la choisis pour esquisser quelques vues thérapeutiques.

Chaque aphorisme énoncera un élément thérapeutique, principe ou fait.

3

Conduire les maladies à la guérison, c'est Principe général. ce qu'on exige avant tout de la médecine. Il y a donc nécessité d'apporter un examen continuel et rigoureux aux règles qui doivent guider le médecin dans les divers traitements.

C'est l'expérience journalière qui nous les enseigne le mieux, pourvu que nous cherchions à saisir, dans la marche des maladies, les rapports délicats de cause à effet.

4

Méthodes curatives.

En vérifiant, par la pratique, telle ou telle médication, nous serons souvent conduits, à en changer la forme, le degré d'énergie, etc. Il suffira quelquefois d'assigner à une application quelconque une place autre que celle qu'elle devait occuper d'après l'opinion assez généralement admise, pour améliorer et rendre plus utile une méthode curative.

Là où nous ne serons pas à même de créer du nouveau, faisons au moins tous nos efforts pour perfectionner la méthode en usage.

5

Congestion cérébrale des jeunes enfants.

Pour entrer en matière, prenons une maladie grave des premières années de l'enfance, la congestion cérébrale, dont voici les caractères :

Début assez brusque; symptômes nerveux, surtout les convulsions; somnolence; pouls accéléré, fort développé; peau chaude; figure rouge; les yeux proéminents et brillants; marche rapide de la maladie.

6

Les convulsions, ce symptôme formidable de la congestion cérébrale chez les jeunes enfants, dominent, pour ainsi dire, la maladie entière. Ce sont elles qui alarment le plus, et qui, il faut l'avouer, conduisent facilement, parce qu'on est pressé d'agir, à la confusion dans le traitement

Convulsions
symptomatiques.

7

L'hypérémie cérébrale étant très souvent étrangère à la production des convulsions, les moyens les plus simples suffisent dans bon nombre de cas à les faire cesser. Les convulsions provenant d'une indigestion ou d'une bronchite commençante cèdent assez promptement à l'administration d'un vomitif, d'un lavement émollient, etc.

Convulsions
sympathiques.

Toutefois, par le fait même qu'un enfant a eu un accès pareil, on sera obligé de prendre des précautions pour l'avenir. A chaque nouvelle indigestion, à chaque nouveau rhume un peu fort, les convulsions pourraient encore avoir lieu, et il ne faudrait pas laisser s'établir une disposition aussi funeste.

On fera donc bien de lutter contre elle par l'emploi très souvent répété des bains tièdes.

On surveillera l'enfant sous le rapport de l'excrétion alvine ; on évitera de laisser sa tête couverte pendant le jour et même pendant la nuit.

8

Moyens curatifs.

Quand nous avons affaire à la véritable congestion cérébrale, il nous faut des moyens curatifs énergiques, appliqués à propos et avec suite. Ces moyens sont :

En première ligne, lavements (vinaigrés), émissions sanguines, glace ;

En seconde ligne, les purgatifs ;

En troisième ligne, le vésicatoire ;

Et enfin en quatrième ligne, les affusions froides.

9

Lavements.

Les lavements d'eau tiède avec une ou deux cuillerées de vinaigre produiront une dérivation prompte sur les parties inférieures des intestins et provoqueront immédiatement des selles.

10

Émissions sanguines.

On posera des sangsues derrière les oreilles. Leur nombre doit être proportionné à l'âge de l'enfant. Il est bon de se ménager une seconde application pour le lendemain,

en ne dépassant pas le nombre suffisant, et en
ne laissant pas saigner les petites plaies plus
de deux à trois heures. Là où nous aurons
mis deux, trois, quatre sangsues le premier
jour, nous devrons être dans la condition d'en
mettre encore une, deux, trois, le second jour,
si l'exaspération des symptômes l'exigeait.

11

Dès que nous croyons devoir recourir à
des applications froides, il vaut mieux se servir de glace dans une vessie que de perdre
un temps précieux avec les compresses d'eau
fraîche.

La glace diminue non seulement l'intensité des convulsions , si on l'emploie au moment de leur apparition, mais elle est encore
le moyen le plus efficace, en réprimant l'af-
flux anormal du sang vers la tête, d'empêcher, avec le concours harmonique de la médication entière, le retour de ces convulsions.

Ne nous laissons pas arrêter par les effets
nuisibles qui pourraient en résulter ; le mal
primitif est si grand qu'il faudrait même ac-
cepter d'avance une légère bronchite consé-
cutive pour le bien que nous aurons pu faire
avec l'emploi de la glace.

Quand même la maladie commencerait par un rhume, par la toux, et que l'augmentation de la fièvre développerait tout d'un coup le grave état de la congestion cérébrale avec convulsions se renouvelant à des intervalles peu éloignés, il ne faudrait pas hésiter, et au contraire employer résolument la glace. Nous avon s vu dans des cas pareils diminuer le rhume et la toux, qui n'ont reparu avec force que lorsque l'état le plus aigu a été passé. A cette période-là on. a pu laisser de côté la glace ; les dérivations sur la peau de la poitrine et de la nuque , à l'aide d'un vésicatoire ou de quelques frictions de 2 à 3 gouttes d'huile de croton, ont pu alors lutter contre les affections restantes des organes de la respiration.

12

Purgatifs.
Calomel.

Nous avons rangé les purgatifs au second plan de la médication contre la congestion cérébrale chez les jeunes enfants. Il est convenable, en effet, d'avoir ôté à l'état fébrile son caractère le plus aigu avant de porter l'irritation sur l'estomac et tout le trajet des intestins. Ce que nous devons vouloir, c'est une dérivation sur le canal digestif, une hypersécrétion momentanée de la muqueuse intestinale. Mais en même temps nous devons produire le moins d'irritation possible, pour ne pas ajouter à la fièvre existante plus que l'indispensable. Il n'est certes pas indifférent dans la maladie en question d'agir trop violemment sur le canal intestinal ; mais nous ne pouvons pas éviter entièrement une certaine irritation.

Une dose de 15 à 20 centigrammes de calomel à la vapeur suffira pour l'effet désiré, d'autant plus qu'il y aura eu déjà plusieurs selles à la suite des lavements d'eau vinaigrée.

Ce n'est pas en sa qualité de sel mercuriel que nous administrons ici le calomel, nous ne tenons même pas du tout à son absorption; seulement nous voyons en lui un purgatif convenable pour les cas en question.

13

Il est d'usage d'associer au calomel une dose appropriée de jalap. Mais il n'est pas rare de voir survenir un ou deux vomissements au début de l'action du jalap. Or notre intention n'est pas de provoquer les efforts de vomissement dans ces cas de congestion cérébrale. Le jalap, du reste, purgatif drasti-

que, ajouterait trop à l'irritation de la muqueuse intestinale, partant à l'état fébrile.

14

Looch huileux.

En faisant suivre la dose de calomel par
une émulsion dans laquelle l'huile domine,—
par exemple 30 grammes d'huile d'amandes
douces sur 15 grammes de gomme arabique,
125 grammes d'eau distillée et 30 grammes
de sirop,—nous arriverons facilement à produire l'effet purgatif du sel mercuriel; nous
aurons en même temps fait ingérer un adjuvant propre à calmer en partie l'irritation que
nous allons porter sur les intestins et que
nous avions également déterminée par des
lavements actifs.

Il pourrait se faire qu'on eût à revenir le
lendemain à l'administration du calomel

15

Vésicatoire.

Ce n'est qu'après avoir employé les applications froides, les émissions sanguines, les
purgatifs, et par conséquent après vingt-qua-
tre à trente heures de médication énergique
pour apaiser la fièvre, qu'il sera très à propos
de se servir du vésicatoire. Ayons donc la
patience d'attendre ce moment, car le vésicatoire, par l'excitation générale qu'il pro-

duit, surtout chez les enfants, est peu propre à la période la plus aiguë d'une affection du centre nerveux qui elle-même porte le caractère le plus prononcé de surexcitation.

16

Quant à l'endroit où le vésicatoire doit être posé, c'est la nuque qui offre, selon nous, le plus d'avantages. On tourmente les jeunes malades en pure perte en leur appliquant un vésicatoire sur le côté interne de l'une ou de l'autre cuisse : la révulsion qu'on veut établir ne se fait pas, l'organe principalement affecté n'étant pas assez rapproché.

Nous suivons en ceci une règle tirée de la bonne ophthalmologie, telle que l'enseignait l'illustre professeur feu de Walther, en profitant des rapports thérapeutiques qui existent entre la congestion cérébrale (méningite au début) et certaines ophthalmies. Il ne nous viendrait pas dans l'idée de combattre la seconde période de ces ophthalmies par l'application de vésicatoires aux cuisses. C'est à la nuque que nous nous adresserions, et cela avec les plus grands avantages.

Du reste l'expérience directe se prononce en faveur de cette méthode, et non seulement dans l'affection cérébrale en question, mais dans bien d'autres cas de souffrances de la tête. Combien de douleurs de tête opiniâtres cèdent à la révulsion faite sur la peau de la nuque à l'aide d'un vésicatoire ou même de simples sinapismes !

La dernière épidémie de la grippe nous a surtout offert l'occasion d'éprouver ces moyens curatifs ; ni la saignée, ni les purgatifs, ne pouvaient les remplacer.

17

Sinapismes.

Disons un mot des sinapismes. En général nous ne les aimons pas dans la médecine des enfants : ils causent trop d'excitation. Au début de la congestion cérébrale, avec ou sans convulsions, ils ne seront certainement pas utiles ; là, nous devons plutôt user des moyens qui déterminent la sédation du système nerveux.

Tout au plus pourra-t-on se permettre de les poser à la seconde période, et non pas aux cuisses, aux mollets ou aux plantes des pieds, mais à la nuque.

Le vésicatoire du, reste, sera préférable.

18

Repos. Air frais.

Il va sans dire que dès le début du traitement, pour établir le repos indispensable de l'organe malade, on placera l'enfant dans une chambre spacieuse au milieu d'un air frais et fréquemment renouvelé; les croisées seront presque entièrement couvertes par un rideau, de façon à ce que la lumière, en très petite quantité, n'arrive que par le haut. Le lit sera placé de manière à ce que l'enfant ne regarde pas les croisées. On éloignera toutes les causes de bruit.

Modération
de la lumière.

19

Pour mieux comprendre l'ensemble des moyens conseillés jusqu'ici, mentionnons en traits rapides un cas de maladie d'après nature.

Cas de maladie.

Un enfant de quinze mois, après une indisposition de quelques jours, est pris d'une fièvre considérable. Le pouls, développé, est à 120; chaleur excessive, et rougeur surtout de la tête et de la bouche; les yeux brillants. Des convulsions surviennent, interrompues par la somnolence.

C'est *au milieu de la journée* que le traitement commence; déjà plusieurs accès de convulsions ont eu lieu. On administre les lavements avec l'eau vinaigrée; on pose deux sangsues derrière l'oreille gauche ; on place la vessie de glace sur la tête.

Le soir les accès ne consistent plus que dans un tremblement des membres supérieurs. On a fait prendre 15 centigrammes de calomel et l'émulsion huileuse.

Pendant *la nuit* la somnolence continue, interrompue par des sursauts. La glace est maintenue sur la tête. Le calomel produit les selles caractéristiques.

Vers *le matin* il y a remission.

Le lendemain, *dès midi passé*, la fièvre et les symptômes de congestion vers la tête reprennent leur force. Afin d'éviter que les accès de convulsion se renouvellent, on fait prendre une seconde dose de calomel et on a recours encore à l'application d'une sangsue. Sous l'influence de ces deux moyens les symptômes généraux et locaux s'améliorent de nouveau.

Pour maintenir ce progrès au mieux, on applique un vésicatoire sur la nuque, en continuant la glace.

Dès le matin, le second du traitement (après trente-six à quarante heures d'emploi continuel), on laisse la glace de côté, pour y revenir dans *l'après-midi*, où l'exacerbation l'exige. La reprise de la glace et l'aide d'un lavement émollient font disparaître cette légère aggravation des symptômes.

L'enfant approche de la convalescence.

20

Affusions froides. Disons avant tout comment elles doivent être faites pour qu'elles soient utiles dans la période avancée de la congestion cérébrale (méningite) où on y a recours. Car la manière ordinaire de les pratiquer, en plaçant le petit malade nu dans une baignoire vide, et en mouillant, à l'aide de l'affusion sur la tête, le corps entier, ne peut guère, par le saisissement général qu'elle produit, avoir de résultats heureux. Aussi est-il arrivé assez souvent de retirer morts de la baignoire les petits êtres affaiblis par la maladie et le traitement.

Affusions froides.

21

Le petit malade est retiré du lit; une personne assise le prend sur ses genoux, l'enveloppe soigneusement jusqu'au cou, et tient sa tête, en l'appuyant, découverte au dessus d'une baignoire vide. La personne qui fait l'affusion est placée debout sur une chaise, et verse l'eau froide sur la tête avec un pot à

Manière de faire.

eau, de manière à former une douche énergique. Il faut pour chaque douche commencer tout près de la tête et arriver, en élevant peu à peu le vase, à une hauteur considérable. On poursuit cette opération pendant quelques minutes. On se hâte après d'essuyer la tête du malade et de le porter dans son lit.

Il faudra revenir à toute cette opération de deux heures en deux heures, jusqu'à ce qu'une réaction salutaire se soit établie.

22

Indication.

Les affusions froides ne sont indiquées qu'à une période avancée de la maladie. Les émissions sanguines, la glace, les purgatifs, le vésicatoire sur la nuque, les auront précédées, mais sans beaucoup de succès. C'est la période où on est disposé à conseiller l'emploi d'un large vésicatoire sur la tête rasée. Les symptômes aigus ont disparu; reste l'état apathique ou paralytique.

Les affusions froides remplaceront le vésicatoire sur la tête; déjà l'emploi du vésicatoire sur la nuque aura produit tout ce qu'on peut raisonnablement attendre de ce genre de moyens.

23

Par l'affusion froide nous ne visons point **Effet des affusions.**
aux effets ordinaires du froid, la soustraction
du calorique morbidement accumulé et la
sédation du système nerveux, — mais bien à
son effet perturbateur et tonique, à l'augmentation de la vitalité des parties soumises au
choc subit et violent de la douche, à l'effet
dérivatif sur les téguments de la tête sans
perte de force pour le malade.

24

Dans les aphorismes précédents on a es- **Fièvre typhoïde.**
sayé de fixer, d'après des vues particulières,
les règles curatives d'une maladie grave de
l'enfance; dans les aphorismes qui suivent
on tâchera d'établir une méthode thérapeutique nouvelle et simple pour une maladie
grave de l'adulte aussi bien que de l'enfant.

C'est *du traitement de la fièvre typhoïde, du
typhus*, qu'il s'agira.

25

Une grande considération domine le traite- **Principe.**
ment du typhus, c'est qu'il est — selon l'état
actuel de la science médicale — impossible
de faire avorter cette affection.

Ce que nous pouvons faire contre elle, c'est

de la rendre moins grave et en abréger la durée.

26

Indication.

Du principe énoncé dans l'aphorisme 25 on est habitué à tirer l'indication expresse de la médication expectante.

Il est vrai qu'on fait beaucoup de bien au malade en écartant toutes les causes nuisibles, en ordonnant une diététique sévère, en prescrivant quelques boissons délayantes et des évacuants , quand le besoin en est indiqué ; il est vrai aussi qu'on mène par cette manière de faire, qui est plutôt un régime qu'une médication , bon nombre de cas de typhus modéré à bonne fin.

Mais il n'en est pas moins vrai qu'on ne soulage pas suffisamment le malade durant le cours de l'affection, et qu'on n'évite pas assez les complications et les surcharges dans les cas graves.

A l'axiome : « Laissez marcher la maladie » il faut opposer celui-ci : « Guidez la maladie. »

27

Valeur
des méthodes.

Ce n'est certes pas une série de succès qui prouve en faveur d'un traitement quelconque du typhus. Rien n'est plus trompeur que les prétendues guérisons d'une maladie qui porte très souveut le caractère épidémique bénin.

C'est l'influence thérapeutique qu'on exerce sur la marche même de la maladie qui doit déterminer la valeur du traitement. Plus vous rendez l'évolution de la maladie facile et exempte de complication, plus votre méthode curative sera bonne.

28

Dans le traitement du typhus, nous insistons en première ligne sur l'emploi intérieur d'une préparation qui contienne de l'acide hydrocyanique.

Nous n'avons fait usage jusqu'à présent que de *l'eau distillée de laurier-cerise* en dose modérée.

Il est possible qu'avec de plus fortes doses de la même préparation, ou mieux encore avec l'eau distillée d'amandes amères, on obtienne des effets plus grands. Nous nous sommes contenté de ceux que nous avons obtenus.

29

En seconde ligne, et simultanément avec l'eau de laurier-cerise, nous administrons l'huile d'amandes douces en dose variable selon que l'huile doit servir seulement d'adoucissant, ou qu'elle doit faciliter l'évacuation alvine.

30

Aliment médicamenteux.

Pour émulsionner l'huile, et pour rendre substantiel et légèrement nutritif le médicament entier, nous ajoutons la gomme arabique.

Le tout sera étendu par l'eau distillée simple, et édulcoré par un sirop approprié.

Nous avons donc une émulsion ou potion dans laquelle entre l'eau de laurier-cerise comme médicament, l'huile d'amandes douces comme adjuvant, la gomme arabique comme aliment médicamenteux.

31

Influence immédiate du médicament.

Ayez un cas de typhus prononcé, dont la longue série des prodrômes aura été déjà assez significative, qui se distinguera en outre par la fièvre continue redoublant le soir, par la stupeur et les petites papules purpurines disparaissant sous la pression du doigt, qu'on nomme les pétéchies;—administrez, à part quelques précautions indispensables à prendre dont nous parlerons plus tard, la potion indiquée, et vous verrez le lendemain une amélioration notable dans l'etat général du malade : la nuit aura été plus calme, la langue sera moins sèche ou même humide, la peau en moiteur ou en transpiration; le météorisme aura diminué. — Le médecin reconnaîtra qu'il est en bonne voie et continuera le traitement commencé.

32

La préparation contenant l'acide hydrocyanique nous paraît extrêmement essentielle dans ce traitement, car nous n'avons point eu de bons effets avec l'émulsion simple.

Par contre, nous avons pu nous passer de l'huile d'amandes douces et de la gomme arabique dans les cas où l'administration soutenue d'une potion fort douce et un peu épaisse a fini par répugner aux malades adultes, tandis qu'il nous a été possible de continuer à insister, avec le plus grand avantage, sur l'emploi de l'eau de laurier-cerise dans l'eau distillée simple avec un peu de sirop.

Valeur de l'eau de laurier-cerise.

33

Sur quoi fondons-nous ces propositions ?
Sur l'observation pure et simple dans chaque cas particulier. Est-il besoin d'énumérer

Base
des propositions

les cas de succès final ? Fussent-ils au nombre
de cent, deux et trois cents, ils ne prouveraient
pas plus que vingt, que dix, qu'un seul cas. On
verra, du reste, en entrant plus avant dans
la méthode, que nous nous sommes laissé
guider par la réalité des faits. Posons donc,
dans leurs détails, les règles curatives.

34

Détails. Chambre
et lit du malade.

Le malade doit être mis dans une chambre
facile à aérer.

Son lit sera placé de manière que le jour ne
frappe pas ses yeux. Rien n'est plus fatigant
pour le malade, qui sera obligé de garder le
lit pendant des semaines entières, que d'être
contre le jour, quand même ce jour serait
modéré par des rideaux. Des maux de tête,
une excitation générale, la faiblesse de la
vue, pourraient en être le résultat.

Pour les cas graves, il est bon d'avoir deux
lits à sa disposition ; on transportera de douze
heures en douze heures le malade, alternati-
vement, d'un lit à l'autre, ce qui lui sera très
agréable et ce qui contribue à empêcher le
décubitus.

35

Prescriptions.

Il y a, dès le début, deux prescriptions à

faire : celle de la potion indiquée à dose variable des ingrédients, et celle d'une tisane émolliente.

La tisane servira de boisson, la potion de médicament et d'aliment.

36

Pour tisane nous préférons une décoction très légère de racine de guimauve ; elle sera sucrée à volonté.

Il est indispensable que le malade prenne cette tisane plutôt chaude que fraîche ; on en tirera deux grands avantages, savoir : de favoriser la diaphorèse, et d'éviter avec plus de certitude les complications du côté des poumons. Nous avons vu celles-ci se développer dans un cas de typhus où le malade prenait, pendant la première période, des boissons froides ; dans un autre cas où on avait, pendant une semaine entière, avec peu d'interruption à cause d'une céphalalgie frontale intolérable, employé des compresses froides et même glacées.

Le froid continu nous a paru, dans ces deux cas, motiver les accidents du côté de la poitrine. Depuis que nous suivons les règles posées dans ces aphorismes, il ne nous est pas arrivé de voir surgir ces phénomènes dans le cours de la maladie.

37

Potion.   La potion sera composée de la manière suivante :

Huile d'amandes douces..	15 à	25 à	30 grammes.
Gomme arabique......	10 à	15 à	20	—
Sirop de guimauve.....	20 à	30		—
Eau dist. de laurier-cerise.	2 à 3 à 4 à 6 à 8			—
Eau distillée simple.....			140	—

M. s. a. Le malade en prendra d'heure en heure une cuillerée à bouche.

Les doses des ingrédients varieront selon le besoin. A mesure qu'il y aura des évacuations alvines à favoriser, la dose de l'huile sera augmentée, celle de la gomme diminuée; en cas de diarrhée l'inverse doit être fait. Quinze grammes de l'huile et quinze de la gomme forment la dose moyenne. C'est surtout vers la fin du second septenaire qu'il faudra insister sur l'augmentation des doses de l'huile pour aider les crises par les selles à se déclarer.

38

Lavements.   Des lavements émollients, un par jour ou tous les deux jours, faciliteront la production des selles.

Le météorisme, en particulier, coexistant soit avec la constipation, soit avec la diarrhée, sera avantageusement combattu par les moyens indiqués aphorismes 37 et 38.

39

Arrivons au rôle que joue, dans notre traitement du typhus, la préparation contenant de l'acide hydrocyanique.

Tandis que nous désignons l'huile d'amandes douces comme adjuvant, nous accordons à l'eau de laurier-cerise le nom de médicament. Cependant nous avons admis (aphor. 25) l'impossibilité de faire avorter le typhus, le moyen neutralisateur ou destructeur du principe de la maladie n'étant pas trouvé ; ce moyen, précisément, serait le véritable médicament. Il y aurait donc contradiction. Entendons-nous !

Eau distillée de laurier-cerise.

40

Nous ne savons pas jusqu'à quel point l'eau de laurier-cerise en plus forte dose ou l'eau distillée d'amandes amères neutralisent, détruisent le principe infectant du typhus dans le corps même.

Ce que nous avons appris par l'expérience, c'est que l'eau de laurier-cerise, en dose mo-

Action de l'eau de laurier-cerise.

déréé, a une action favorable presque immédiate sur l'homme atteint de cette maladie.

Si la préparation contenant l'acide hydrocyanique, en faible dose, ne neutralise pas le principe infectant, au moins elle nous a semblé le contrebalancer en rendant les organes plus aptes à fonctionner, en les aidant à pousser vers les crises, en leur facilitant le travail de la réparation.

41

Organes principalement influencés.

L'eau distillée de laurier cerise est, avant tout, l'amie de la muqueuse du canal digestif.

Tandis que, administrée à l'intérieur, elle est plutôt nuisible qu'utile dans les phlegmasies franches des organes respiratoires; elle est nuisible aussi dans les inflammations du péritoine, mais elle rend des services éminents dans une foule d'affections de caractère irritatif ou inflammatoire de la muqueuse de la bouche, du pharynx, de l'estomac et des intestins.

42

Action thérapeutique générale.

Quoique le typhus soit reconnu comme une maladie générale, il n'en est pas moins vrai que le grand nombre de lésions et d'altérations qui ont lieu sur la muqueuse du canal digestif attire l'attention particulière du médecin.

C'est cette considération même qui nous a conduit peu à peu à l'emploi de la préparation contenant l'acide hydrocyanique. A défaut de moyens curatifs pour le typhus, nous avons cherché à établir une action thérapeutique locale sur le canal digestif, et nous avons trouvé une action thérapeutique générale.

43

Nous avons obtenu cette influence favorable sur la marche de la maladie non seulement dans des cas légers, mais, d'une manière incontestable, dans des cas très graves; nous allons en citer plusieurs. D'abord celui d'une dame mariée, âgée de 33 ans, fort indisposée depuis plusieurs semaines, et qui se trouvait, le 23 décembre 1848, dans l'état suivant :

Cas de typhus remarquable par les symptômes cérébraux.

Pouls très fréquent, peau chaude, langue sèche, subdélire, rêvasseries continuelles, difficulté de parler, quelques pétéchies sur les parties collatérale et antérieure de l'abdomen, météorisme, constipation.

La fièvre thyphoïde est manifeste. Nous

administrons l'émulsion , la tisane et un lavement émollient.

Dès le lendemain diminution de la fièvre ,
du météorisme , du délire ; la langue humide.

Après quelques jours du traitement indiqué , la malade reprend sa parfaite connais-
sance.

La fièvre ne s'éteint qu'après quatorze jours
de durée.

44

Typhus
avec stupeur
bien prononcée.

Dans le mois de mai 1850 , une dame nou-
vellement mariée , âgée de 19 ans, présente,
à part la fréquence du pouls , le ballonnement
du ventre , la sécheresse de la langue , les
pétéchies et la prostration des forces, *une
stupeur remarquable* imprégnée sur la figure ;
la malade est indifférente à tout ce qui se
passe autour d'elle , et quand , après un sommeil de quelques heures , on lui dit qu'elle a
dormi , elle le nie.

Après quelques tâtonnements infructueux
nous avons recours à l'emploi de la potion
avec l'eau de laurier-cerise et à des lavements
simples.

Une véritable amélioration des symptômes
ne se fait pas attendre et elle se maintient.

45

Un cas remarquable par le développement des pétéchies sur beaucoup d'endroits du corps, et notamment sur l'abdomen et les avant-bras, s'est présenté au mois de juin 1851.

Le malade, un jeune homme de 17 ans, avait depuis long-temps des dérangements d'intestins, et pendant la dernière semaine des saignements de nez considérables qui l'épuisaient beaucoup ; nous trouvâmes, en outre, chaleur brûlante de la peau, fréquence du pouls, rougeur de la gorge, ballonnement du ventre.

Mais de quoi il se plaignait surtout, c'était de douleurs de tête hémicraniques atroces, s'irradiant à l'œil, aux joues et aux gencives gauches.

Tout ce que nous lui conseillâmes ne le soulagea point, jusqu'au jour de l'apparition des pétéchies, où nous employâmes de l'eau de laurier-cerise en émulsion, conjointement avec un lavement émollient.

La nuit se passe admirablement bien, et, dès le lendemain, la maladie marche vers sa solution.

46

Le 11 juillet 1851, nous sommes appelé auprès d'un garçon de onze ans. Il était fort indisposé depuis près d'un mois. Mauvaise digestion, air maladif, abattement des forces, propension insolite au sommeil, qui est agité, douleurs de tête, épistaxis, peau brûlante, surtout la nuit, — tous symptômes indiquant bien l'invasion d'une maladie grave.

Parmi les causes déterminantes dans ce cas, on ne put méconnaître la circonstance que la chambre à coucher de cet enfant avait l'air vicié par le voisinage des lieux d'aisances.

Le jour de la première visite, il y a 120 pulsations d'un pouls fort développé, chaleur et sécheresse de la peau, saignement de nez considérable, rougeur de l'arrière-bouche ; la langue est blanchâtre, surtout au centre, pointillée sur ses parties antérieures et latérales ; traces de pétéchies sur le ventre.

On fait coucher l'enfant ; car, sa maladie ayant été méconnue jusqu'alors, il avait été très peu soigné. Le séjour au lit, dans une chambre bien aérée, et la diète, permettent, jusqu'au lendemain, au typhus de se dévoiler. La fréquence du pouls, la chaleur excessive de la peau, l'agitation pendant la première nuit de traitement, l'état déjà indiqué de la langue, qui commence à devenir sèche, une rougeur pourprée de toute la muqueuse de la bouche, le météorisme, ne laissent plus de doute sur la nature de la maladie.

Les traces de pétéchies en voie de disparition indiquent, du reste, qu'on est au moins au déclin du premier septénaire, dès lors à une période avancée de la maladie. L'apparition précoce des pétéchies dénonce en outre son caractère grave.

Le traitement avec l'émulsion eut lieu en variant surtout, selon le besoin pour régler les selles, la dose de l'huile de 15 à 25 grammes, et la tisane et les lavements émollients aidèrent l'action du médicament.

A la suite de la médication, les nuits sont plus calmes, le pouls perd de sa fréquence (en descendant de jour en jour de huit à dix pulsations), la peau est en transpiration, le ballonnement du ventre diminue, la langue, les dents et les gencives sont humides, ce qui contraste d'une manière frappante avec l'épiderme desséché et noirci des bords extérieurs des lèvres. Cet épiderme se dessécha et se détacha à mesure que l'amaigrissement du malade fit des progrès.

Il y a enfin des selles abondantes et bilieuses véritablement critiques.

Le 11 juillet, le dixième jour du traitement, la période de réparation étant venue, on commence à nourrir le malade par des bouillons et plus tard par du laitage.

La convalescence fut longue et pénible.

7

Typhus produit probablement par contagion.

Le 11 août, la sœur du jeune garçon dont nous venons de parler dans l'aphorisme précédent éprouve des symptômes d'embarras gastrique (elle avait alors neuf ans).

Après avoir été soignée pendant sept jours, des signes non équivoques de la fièvre typhoïde se déclarent chez elle, mais de moitié moins intenses que chez son frère.

Après quatorze jours de traitement avec l'émulsion, la tisane émolliente, les lavements et quelques bains tièdes, on commence à lui donner quelque nourriture ; le vingt-unième jour, elle est en pleine convalescence.

Dans sa convalescence, également très longue, il y a ceci de remarquable, qu'à deux reprises des rechutes, dues à l'irritation du

tube digestif, ayant eu lieu, elles furent ac-
compagnées d'une éruption considérable de
taches roses lenticulaires, la première fois
sur le ventre, la seconde fois principalement
sur la poitrine ; tandis que, durant la fièvre
typhoïde, les pétéchies avaient été mal dessi-
nées et rares.

48

Nous avons voulu démontrer par des types
de faits, sans parler d'autres cas moins graves, l'exactitude de nos observations.

Ne serait-il pas nécessaire d'admettre cette
influence heureuse de la médication sur la
marche de la maladie, quand nous voyons
l'état très alarmant du malade s'améliorer,
pour ainsi dire, à notre gré ?

Action
thérapeutique.

49

Il va sans dire que cette influence thérapeutique ne peut être assez puissante pour
faire disparaître, pendant la durée de la fièvre, l'exaspération des symptômes qui se manifeste vers le soir. Mais de jour en jour cette
exaspération elle-même diminue d'intensité.

[Exacerbation.

50

De tous les avantages qu'on tire de la mé-

Avantage

de l'humidité de la bouche. dication en question, celui de maintenir l'humidité de la langue et de toute la face interne de la bouche n'est certes pas le moins grand. Tant de symptômes pénibles, qui tiennent surtout à la sécheresse de la bouche, n'auront pas lieu, et le malade n'offrira pas cette difficulté de sortir la langue de la bouche, de parler, d'avaler, de respirer même ; il souffrira moins du côté de la tête, et la surdité, en tant qu'elle dépend du gonflement des trompes d'Eustache, ne surviendra pas.

Le malade conservera assez bien le goût de ce qu'on lui donne, ce qui l'engage à prendre les médicaments, assez agréables, du reste, qu'on lui présente, circonstance très heureuse quand on a affaire à l'enfance, chez laquelle il y a souvent une opposition fort capricieuse à l'ingestion des médicaments et des boissons indispensables.

51

Diététique. Nous tenons au principe de nourrir les malades à un certain degré, afin que l'organisme ne se brûle pas pour fournir à l'hématose.

Le moyen de réparation ordinaire, le bouillon, même léger et en petite quantité, ne nous semble point convenable; il est incontestable qu'il augmente la fièvre.

Nous avons déjà désigné la gomme arabique, faisant partie de la potion, comme aliment médicamenteux. En effet, la potion, rendue consistante par la gomme, prise par cuillerée à bouche et d'heure en heure, jour et nuit, quand le malade ne dort pas, par conséquent d'une manière fort continue, cette potion, disons-nous, ainsi administrée, soutient le malade suffisamment jusqu'à la véritable époque de réparation. Nous évitons ainsi et les inconvénients d'une nourriture azotée relativement trop forte, et les effets nuisibles d'une diététique absolue, d'un traitement avec des boissons aqueuses seulement.

52

Vers la fin du typhus, il reste quelquefois un certain degré de fièvre entretenu par l'insuffisance de l'alimentation, indiqué par la fréquence du pouls, la chaleur de la peau ou les sueurs un peu visqueuses. C'est à cette époque, où la réparation devient plus facile, qu'il faudra fournir à l'organisme les ressources dont il a besoin, de véritables aliments, tels que bouillons légers ou du lait coupé avec deux fois son volume d'eau.

La fièvre s'apaisera sous l'influence de cette nourriture.

53

Crises.

Par notre méthode curative, la transpiration est favorisée.

L'évacuation alvine devient, à un certain moment, abondante; des excréments mêlés à des matières bilieuses se produisent.

Les crises par les urines sont rares.

54

Complications.
Sueur s
colliquatives.

Complications. Les sueurs colliquatives surviennent principalement dans le typhus des constitutions épidémiques de l'été.

Dans le cas cité aphorisme 46, nous avons été obligé de les combattre le vingt-quatrième jour de la maladie. Quelques grains de sulfate de quinine ont suffi pour les faire cesser.

55

Toniques.

Le sulfate de quinine en général est très utile dans les cas où, vers la fin de la maladie, un certain degré de fièvre est entretenu par épuisement et par inanition.

Il est bon, du reste, d'administrer ce médicament, comme les toniques en général, avec beaucoup de mesure, d'interrompre son emploi sitôt qu'il y a quelque effet produit, sous peine de dépasser l'action salutaire et de rallumer la fièvre qu'on est sur le point d'éteindre.

56

Nous opposons aux complications qui se produisent du côté de la poitrine l'emploi d'une préparation antimoniale.

Le soufre doré, pris par quart de grain, de deux heures en deux heures, nous a merveilleusement servi. C'est encore à lui que nous avons eu recours dans les cas cités aphorisme 36.

Peut-être devrait-on préférer le kermès ; mais nous suivons, pour le soufre doré, la pratique d'un excellent thérapeutiste, feu M. de Bresslau de Munich.

Quant à l'émétique, nous craignons ses effets vomitifs, qui nous feraient courir le risque d'amener la perforation.

Pneumonie hypostatique.

On pourra, la plupart du temps, se passer des saignées, des ventouses, vésicatoires et sinapismes. Les deux derniers moyens ont l'inconvénient d'occasionner facilement la gangrène.

57

Décubitus.

Nous n'avons pas vu survenir le décubitus malgré la gravité des cas. Tout au plus y avait-il de l'injection passagère de la peau aux parties sur lesquelles le malade s'appuyait, notamment aux grands trochanters et au coccyx.

Les changements fréquents de position et des lotions avec de l'eau-de-vie ont suffi pour faire cesser cette tendance à l'excoriation et à la gangrène.

58

Vomitifs.

Il y a une série de moyens thérapeutiques dont nous croyons devoir dire quelques mots : ce sont les vomitifs, saignées, bains et lotions.

A la première période, quand il y a complication saburrale, les vomitifs peuvent avoir leur utilité; mais on n'empêchera pas pour cela la première ou une autre de s'accomplir.

Si, dès le commencement de la maladie, nous pouvons nous douter de sa gravité imminente, nous aimons même à nous abstenir complétement des vomitifs.

Nous préférons dans ce cas combattre le gastricisme suspect par la diète, les boissons délayantes, par un peu de bicarbonate de soude, des lavements émollients, des bains tièdes.

Ils nous est arrivé d'agir plusieurs fois de cette manière pendant l'été de 1851, et notamment dans le cas cité aphor. 47, où le typhus précédent du garçon put faire présumer la formation de la même maladie chez sa sœur, ce qui a eu véritablement lieu.

Les vomitifs ont l'inconvénient d'augmenter le travail érythémoïde des parois intestinales.

59

Nous n'osons pas encore nous prononcer sur la valeur des saignées employées au début du typhus et concurremment avec notre méthode.

Il est de règle, du reste, de recommander, dans les constitutions épidémiques sèches on

Émissions sanguines.

froides, chez les sujets vigoureux, une ou deux petites saignées pendant la première période.

Cette médication, en respectant la marche de la maladie, doit réprimer l'état inflammatoire, et prévenir l'hypostase.

60

Bains. Ablutions.   Les ablutions avec de l'eau tiède, quelquefois acidulée, seront utiles dans les cas où la peau conservera de la sécheresse. Les bains tièdes serviront bien à une époque plus avancée de la maladie.

61

Convalescence.   Le typhus terminé, reste l'état intermédiaire entre la maladie et l'état complet de la santé. L'imperfection des fonctions subsiste pendant quelque temps. La convalescence participe de la forme des accidents, qui ont dominé pendant le typhus. Eh bien, la thérapeutique doit correspondre à ces conséquences morbides.

La continuation du médicament, en même temps qu'on augmente la proportion des aliments, est le meilleur moyen pour éteindre les derniers vestiges de la maladie, et faire reparaître l'équilibre des fonctions.

62

Nous avons donc à insister encore sur l'emploi de la préparation d'acide hydrocyanique, de l'eau de laurier-cerise.

Médicament.

Nous donnerons jusqu'à une époque assez avancée de la convalescence ou l'émulsion avec 3 ou 4 grammes d'eau de laurier-cerise, 15 grammes d'huile et 15 grammes de gomme, ou l'eau de laurier-cerise dans un soluté de gomme arabique préparé avec l'eau distillée simple, et édulcoré par le sirop de gomme.

A mesure qu'on s'éloignera du typhus on distancera les heures de la médication, jusqu'à cessation complète.

63

On ne négligera pas les bains tièdes et les lavements émollients, s'il y en a besoin.

Adjuvants.

64

Quant aux aliments, il faut y apporter la

Aliments.

plus grande réserve, sous peine d'exciter, outre mesure, le travail inflammatoire qui effectue sur la membrane digestive la cicatrisation des ulcères, et commencer par accorder le bouillon léger ou le lait coupé.

Il ne faut augmenter que progressivement. Il est bon d'habituer le convalescent à ne prendre de nourriture que trois fois par jour ; il digérera mieux ce qu'il ingère.

65

Lait.

Dans le cas où, par la surexcitation du système circulatoire, le plus souvent liée à l'irritabilité du tube digestif, le pouls reste un peu fréquent, on fait bien de n'accorder que du lait, et plus tard des potages au lait. C'est surtout dans l'enfance qu'il est très utile de s'en tenir au régime du lait. Nous n'avons pu sortir des convalescences difficiles des cas cités sous les n. 45, 46, 47, qu'en suivant strictement ces règles.

66

Epilogue.

Pour tout épilogue , nous dirons que nous n'avons eu aucun malade à regretter pour toute la série des cas qui ont fait la base de notre méthode, circonstance appréciée du reste à sa juste valeur aphor. 27.

Nous sommes en outre persuadé qu'abandonnés à la méthode expectative, plusieurs de nos malades auraient eu à subir des accidents déplorables, et que c'est à l'intervention thérapeutique qu'ils ont dû de les éviter.

67

Quant au reproche qu'on pourrait faire à notre médication d'être trop déterminée et trop générale, nous y répondrons en disant que nous avons établi une méthode curative pour la fièvre typhoïde telle qu'elle a été observée par nous dans les constitutions médicales des quatre dernières années, et dans ce pays-ci ; rien de plus !